AF340433

COMMUNICATION

SUR LE TRAITEMENT

DE LA BLENNORRAGIE

ET

DE LA BLENNORRÉE

Faite à la Société médicale du Panthéon le 10 août 1859

PAR

LE Dʳ AUZIAS-TURENNE.

———∘∘⟩⟨∘∘———

PARIS

LOUIS LECLERC, LIBRAIRE-ÉDITEUR,

RUE DE L'ÉCOLE-DE-MÉDECINE, 14.

1860

COMMUNICATION

SUR LE

TRAITEMENT DE LA BLENNORRAGIE

ET

DE LA BLENNORRÉE.

Messieurs,

Montaigne a écrit quelque part : « Je voudrois que chacun « escrivist ce qu'il sçait..., car tel peut avoir particulière science « ou expérience de la nature d'une rivière ou d'une fontaine, « qui ne sçait, au reste, que ce que chacun sçait; il entrepren- « dra, toutesfois, pour faire courir ce petit loppin, d'escrire « toute la physique; de ce vice sourdent plusieurs grandes in- « commodités (1). » Les Sociétés médicales et particulièrement la vôtre, Messieurs, sont une ressource efficace contre quelques- unes de ces *grandes incommodités* que signale Montaigne. Avons-nous, par exemple, un petit loppin d'idée à faire courir ? Cela nous est bien facile, car nous n'avons qu'à le confier à votre bienveillante appréciation.

Il s'agit, Messieurs, de l'écoulement chronique et rebelle de l'urètre, de la BLENNORRÉE, autrement appelée *suintement habi- tuel*, *goutte militaire*, etc. C'est le *gleet* des Anglais. Cette af- fection n'est pas rare, d'une manière absolue, mais elle l'est, eu

(1) *Essais*, livre I, ch. **XXX**.

égard au nombre si grand des blennorragies. C'est donc une erreur de croire la blennorragie difficile à guérir, puisque sur une grande quantité de blennorragies beaucoup se guérissent d'elles-mêmes et qu'il en est si peu qui dégénèrent en blennorrées. Encore faut-il défalquer de toutes ces blennorrées celles qui tiennent à l'inobservance des soins les plus simples, des règles les plus ordinaires de l'hygiène. La jeunesse est imprudente, a-t-on dit, non sans raison. Or, est-il juste de rejeter sur le compte de la maladie ce qui vient de la faute de l'imprudent malade? Remédier à l'absence d'hygiène et de soins, c'est donc corriger le mal.

Passons en revue et écartons les obstacles qui retardent la guérison des blennorragies, et, *sublata causa,* abordons franchement le traitement du petit nombre des *gouttes* récalcitrantes.

Toute cause morbifique est une cause de rechute ou de récidive pour les maladies, pour les affections qui en sont susceptibles. Or, la plupart des *blennorragiens* ne s'exposent-ils pas sans cesse à la cause qui a produit leur mal? Que diriez-vous, par exemple, d'un homme qui, arrivé au terme heureux d'une pneumonie, braverait follement les courants d'air froid et abuserait des excitants alcooliques?

Que de *blennorragiens* passent leur vie dans la violation flagrante des règles générales de l'hygiène! Ils *s'échauffent,* pendant les chaleurs, par l'abus de glaces, dites à *rafraîchir,* ou ils s'abreuvent sans mesure de boissons aqueuses et *dyspeptiques.* Dans les saisons moins favorables ils s'exposent sans aucune précaution au froid humide qui est si funeste, surtout quand les pieds en souffrent. Ces contempteurs de l'hygiène passent en toute saison des nuits de fatigue, sinon de débauche. Je veux vous épargner le fatiguant récit des infractions qu'ils se permettent sans cesse à des règles que chaque homme doit observer, quel que soit son état de santé.

Indépendamment de cette hygiène générale, il y a, pour les *blennorragiens,* une hygiène particulière dont les médecins ont bien soin de recommander les règles aux malades, qui ne manquent ordinairement pas de n'en avoir nul souci.

La manie de préférer les drogues à l'hygiène règne en souveraine dans toutes les classes de la société. Il n'est pas de salon dans Paris où ne se trament et ne se commettent dix fois par jour des péchés *mortels* contre la santé.

Jetons un coup d'œil succinct sur ces règles de l'hygiène spéciale des *blennorragiens*.

1° *Aliments et boissons*. Peu de boissons, — excepté dans le commencement du mal, où les boissons tempérantes sont généralement indiquées, — et pas du tout de bière. Arrière les liqueurs, le vin blanc, le café, etc.; manger peu et sec et ne jamais manger d'asperges, à moins que, comme je l'ai fait exceptionnellement, on ne demande à ce légume une modification particulière de l'urètre.

2° *Bains*. Les bains tièdes sont prescrits ordinairement au début et les bains froids quelquefois à la fin des écoulements. J'ai obtenu d'excellents effets, dans le commencement des blennorragies, de bains de siége aussi chauds que le malade peut les supporter. Les bains de vapeurs doivent être ordinairement proscrits. Je dois dire que, *balnéairement* parlant, les malades sont assez dociles.

3° *Rapports sexuels*. C'est tout autre affaire. Un *blennorréen* intarissable me consultait obstinément deux fois par semaine, lorsqu'un jour il me fit confidence de ses inconstantes et quotidiennes amours avec les Laïs *blennogènes* (1) qui courent les rues. « Je ne puis pas m'abstenir, » répliqua-t-il à mes observations. « Et moi, lui dis-je, je ne puis plus même continuer à vous donner des soins. » La continence est, à mon avis, la

(1) Je maintiens que la blennorragie a souvent une origine et quelquefois un résultat syphilitiques, et qu'il n'est jamais prudent d'avoir des rapports avec une femme qui a eu des symptômes de syphilis, que cette femme ait été ou non *blanchie* par le mercure. La syphilisation seule pourra donner un jour quelques garanties, en attendant que la prostitution disparaisse, comme fera l'esclavage.

prémière condition de tout traitement efficace. Peut-on permettre exceptionnellement, comme on prétend l'avoir fait, le rapprochement sexuel?

Je divise les rapports sexuels en deux ordres : 1° Il y a ceux qui ne sont pas intimes et qui consistent simplement, pour les hommes, dans la société de femmes aimables; ces *conversations non criminelles* sont fréquemment nuisibles dans l'espèce, à cause de désirs et d'érections qu'elles suscitent. 2° Il y a les rapports intimes (le coït); ceux·là, ai-je dit, sont pernicieux.

Les *mauvais traitements* occupent le premier rang parmi les causes de perpétuation des blennorragies. J'appelle *mauvais traitements* non pas seulement ceux qui ne sauraient convenir jamais, mais encore l'emploi intempestif, irrégulier, incomplet ou insuffisant d'une médication qui pourrait être bonne en soi. La blennorragie est-elle au début? Les malades se prescrivent et s'administrent eux-mêmes des injections abortives que leur ignorance et surtout la douleur qu'ils ressentent les empêchent de faire aussi complètes, aussi régulières, aussi réitérées ou aussi fortes qu'il faudrait. Les malades sont-ils frappés de rechute (1) ou de récidive, vite ils recourent *sponte sua* à un

(1) Un grand tort des malades est de se croire trop tôt guéris. L'influence d'une médication semble-t-elle avoir mis fin à leur écoulement, ils suppriment de leur chef le traitement. Une rechute vient bientôt leur apprendre qu'ils se sont trop pressés, et ils reprennent aussi d'eux-mêmes ce traitement. Une amélioration nouvelle est bientôt suivie d'une nouvelle imprudence et d'une nouvelle rechute. Cette série se reproduit encore plusieurs fois. A force de s'être guéris souvent, les malades arrivent à ne plus pouvoir être guéris par personne, tant à cause d'une altération chronique de l'urètre, qu'à cause d'une disposition à une sécrétion morbide contractée par le canal. Le moral finit presque toujours par s'affecter, de façon que les malades, après avoir négligé de suivre les conseils d'un seul médecin, sont pris de la manie d'en consulter plusieurs, dont ils alternent, combinent ou même négligent capricieusement les prescriptions et les conseils. Heureux quand ils ne deviennent pas les victimes de l'ignorance effrontée et du plus méprisable charlatanisme ! —Je viens de tracer les principaux traits d'une des variétés les plus fréquentes de l'*hypocondrie syphiliomane.*

traitement qui leur a précédemment réussi, sans savoir si ce traitement est actuellement opportun. Je ne parle pas des malades qui modifient, augmentent, combinent, etc., les espèces et les doses médicamenteuses prescrites par les hommes de l'art, qu'ils supposent sottement capables d'allonger à plaisir un écoulement, comme si le meilleur moyen de faire affluer les clients dans un cabinet médical n'était pas de les en renvoyer au plus vite satisfaits.

L'économie n'est pas le principal motif qui engage les malades syphilitiques à chercher à se passer de médecins. Il faut surtout attribuer leur conduite à un légitime sentiment de retenue. Aussi les médecins doivent-ils respecter ce sentiment s'ils veulent mériter la confiance des malades. Voltaire n'écrirait plus aujourd'hui cette phrase : « Les maladies honteuses sont à présent effrontées. »

A une époque, fort heureusement éloignée de nous, où les vérolés subissaient un ostracisme social que quelques personnes charitables, dit-on, voudraient encore faire peser sur eux, c'était une œuvre d'humanité que de créer pour eux des asiles particuliers. Mais aujourd'hui la conservation de ces hôpitaux ne laisse pas que d'avoir des inconvénients graves, dont les malades ne subissent que trop le fâcheux pressentiment. C'est pourquoi ceux-ci aiment généralement mieux se présenter à l'hôpital Saint-Louis ou ailleurs qu'à l'hôpital du Midi ou à celui de Lourcine. Ce dernier, consacré aux femmes syphilitiques, en renferme ordinairement fort peu et n'en renfermerait peut-être aucune si elles pouvaient toutes trouver ailleurs une généreuse et discrète hospitalité. J'ai vu de pauvres ouvriers et de malheureuses ouvrières subir sans se plaindre les plus cruelles étreintes de la syphilis plutôt que de s'exposer à la notoriété d'un séjour fait à l'hôpital du Midi ou à celui de Lourcine. Puissent, dans un avenir prochain, les aspirations d'une charité bien sentie répondre mieux à l'instinct de ceux qui souffrent !

J'ai l'espoir, Messieurs, que ces considérations auront l'assentiment des praticiens éclairés et des hommes de bien. Peut-être même ne devraient-elles pas être ignorées des personnes du monde qui sont atteintes de blennorragies. Les gens étrangers à notre art aiment beaucoup à s'en mêler. C'est une fantaisie qu'il faut leur passer, puisqu'il s'agit de leur propre santé. Mais ne pouvons-nous pas tirer un utile parti de leur goût prononcé pour la médecine en dirigeant leur esprit vers les questions d'hygiène? Quant à moi, je parle volontiers d'hygiène avec mes clients, mais en fait de thérapeutique j'ordonne et je ne discute pas.

Si je ne me trompe, je vous ai démontré, non pas, il est vrai, sans digression, la proposition que j'ai émise dans la dernière séance, à savoir que les écoulements rebelles de l'urètre ne sont pas très-fréquents, sinon d'une manière absolue, du moins d'une façon relative.

Quoi qu'il en soit, ils existent en nombre encore assez considérable. Il faut donc s'en occuper. Voici ma part de contribution (1) à leur traitement. Je ne vais pas vous raconter toute

(1) Cette communication n'ayant pas trait à la nature ni au siége de la blennorragie et de la blennorrée, je me bornerai à rapporter les quelques mots que j'ai prononcés dans la séance du 13 juillet dernier :

M. Auzias-Turenne invoque deux ordres de faits relativement au siége de la lésion dans les écoulements urétraux.

Les faits du premier ordre établissent, conformément à l'opinion de M. Mercier, que les parties profondes de l'urètre sont presque exclusivement affectées dans les *blennorrées* ou écoulements chroniques. Il s'agit d'autopsies faites à l'hôpital Militaire du Gros-Caillou dans une épidémie de choléra. Il est vrai que les sujets n'avaient pas été observés par M. Auzias, leur vie durant.

Les faits du deuxième ordre sont empruntés à la pratique de M. Auzias, et lui paraissent ne devoir laisser aucun doute sur le siége *naviculaire* des *blennorragies* — ou écoulements aigus — à leur début.

Quant à la question étiologique, sans nier que le principe granuleux ne puisse être la cause de certains écoulements, M. Auzias avoue que, malgré quelques recherches dans ce sens, il n'a jamais pu observer un seul cas de ce genre.

ma pratique, mais je vais vous dire tout ce que j'ai fait d'à peu près inusité.

Je ne vous parlerai pas d'injections, non pas que je ne croie le moyen excellent dans beaucoup de cas ; mais je ne suis inventeur d'aucune espèce de seringue ni de procédé. Soit dit en passant, j'introduis le bec de ma seringue dans un cylindre ou cône creux qui occupe le centre d'une petite olive en ivoire que je mets préalablement dans la fosse naviculaire pour protéger les parois de cette partie de l'urètre contre le contact de l'instrument. Cette olive est, en outre, munie d'un rebord qui emboîte la partie du gland voisine de l'entrée de l'urètre. Un office de cette olive bordée est encore de s'opposer à l'issue du liquide injecté, lequel s'échappe trop aisément entre les parois de l'organe et celles des instruments dont on se sert d'habitude.

Je vais vous parler en revanche de deux moyens particuliers que j'emploie avec quelque succès, ce sont un *électuaire balsamique* et ce que j'appelle *suppositoires urétraux* ou *injections molles*.

Qu'est-ce que l'*électuaire balsamique* et comment suis-je arrivé à le formuler tel que je le prescris aujourd'hui ? Voici : Vidal faisait grand cas d'un composé qui n'était pas nouveau, de deux tiers de cubèbe avec un tiers de copahu. J'ai prescrit plusieurs fois ce composé, mais un malade soumis à son usage s'étant plaint d'érections (1), du camphre fut tout de suite incorporé à la composition pharmaceutique. Ce camphre y est

_____

(1) Une lame de plomb qui entoure et serre modérément la verge est un bon moyen compressif, renouvelé des Romains, à opposer aux érections nocturnes et aux pertes involontaires. — Lequel produit quelquefois un bon résultat contre l'écoulement lui-même. — « L'orateur Calvus *s'appliquait pendant la nuit des lames de plomb pour empêcher l'illusion involontaire des sens assoupis*, et conserver ainsi la vigueur de sa voix. » (Abbé DINOUARD, *de l'Eloquence du corps*, p. 212.) Il est plus que douteux que Calvus ait atteint son but par cette grande rigueur que blâmait Cicéron, au récit de Quintilien, et qui ruinait ses forces. Calvus mourut à trente ans.

resté en plus ou moins grande quantité (1). Un autre malade a-t-il été pris de diarrhée, le tartrate ferrico-potassique, le quinquina et l'opium même entrèrent ensemble ou séparément dans le mélange anti-blennorragique. Le tartrate en question n'en est plus sorti. L'opium et le quinquina y trouvent encore quelquefois leur place.

Voici ma formule ordinaire :

Copahu.	25 grammes.
Camphre.	4
Cubèbe.	50
Tartrate ferrico-potassique.	4
Sirop de tolu.	
Sirop de bourgeons de sapins du Nord.	ãã 20 grammes.
Essence de menthe.	2 gouttes.

F. S. A. un électuaire.

Tr. — Le faire durer cinq jours; en prendre parties égales le matin, à midi et le soir dans du pain azyme, etc., suivant les heures des repas.

Quelquefois j'atténue les premières et les dernières doses. D'une part, je tâte ainsi, et je dispose les organes du malade à l'usage du médicament, en même temps que je fais prendre patience à mon client, dont je mesure bien l'état morbide; et d'autre part, je confirme sa guérison. Au reste, je fais souvent refaire une ou deux fois, avec ou sans modification, l'électuaire, afin que le malade continue à le prendre un certain temps. Ce sont là des détails pratiques dans lesquels je n'ai pas besoin d'entrer devant vous.

Suivant les indications, je remplace au besoin un peu de cu-

(1) Ayant souvent constaté l'inefficacité du camphre, j'ai bien plus confiance, en pareil cas, dans le suppositoire (*anal*) suivant :

Beurre de cacao.....	2 grammes.
Extrait d'opium.....	
Extrait de belladone.	ãã 1 centigramme.

bèbe par de la poudre de quinquina ou de racine de gentiane, etc.

Cet électuaire convient dans la presque généralité des blen-norragies, excepté tout à fait à leur début ; mais il n'a plus toute son efficacité, ou n'en a même souvent aucune, quand il s'agit d'une lésion inflammatoire chronique localisée dans une partie de l'urètre, d'une affection de la prostate, ou bien d'un rétrécissement, etc.

La préparation fidèle de cet électuaire est d'une grande importance. M. Barruel le confectionne avec beaucoup de conscience et d'exactitude. Néanmoins, je voudrais pouvoir le rendre un peu moins coûteux par sa confection en grand. A dater d'aujourd'hui, le concours est ouvert parmi MM. les pharmaciens. Les concurrents devront surtout rechercher les moyens de masquer le goût médiocrement agréable du médicament et d'en réduire le volume. Peut-être parviendront-ils à ce double but en utilisant les principes actifs du cubèbe et du copahu, que notre savant et très-honorable président a déjà si habilement extraits de ces substances et introduits dans la thérapeutique. Je ne conseille pas à MM. les pharmaciens de mesurer eux-mêmes les doses du médicament dans des morceaux de cartes qui en absorbent toute la partie liquide. Je m'en rapporte à cet égard à la sagacité du malade, auquel on peut d'ailleurs faire présent d'un petit vase de la contenance du quinzième de l'électuaire. Le malade fait lui-même des boulettes de la forme et du volume qui lui conviennent. Il les avale, soit dans du pain azyme qu'il mouille, soit simplement après ou même sans les avoir humectées.

Ai-je besoin d'ajouter que la quantité à prendre par jour et le nombre des doses seront réglés par le médecin conformément à la situation du malade et aux exigences de la maladie?

Le second de mes deux moyens consiste, ai-je dit, dans des *suppositoires urétraux* ou *injections molles*. Ce sont des bougies médicamenteuses qui sont fusibles à la température du

corps humain. On les introduit dans l'urètre et on les fait séjourner, dans la partie voulue de ce canal, jusqu'à leur ra-
mollissement complet (1).

Ces bougies doivent se ramollir aisément à 30° du thermo-
mètre centigrade, excepté pourtant dans les chaleurs de l'été,
où elles doivent être un peu moins fusibles, et pendant les-
quelles on les tient dans des éprouvettes remplies d'eau fraîche.

La longueur des suppositoires urétraux variera suivant l'é-
tendue et le siége (2) constatés, ou seulement présumés du mal et
le rôle qu'on assigne à ce moyen topique. Il n'est pas toujours
facile de conserver ces suppositoires très-longs, car ils se brisent
aisément. Mais on peut en introduire au besoin plusieurs dans
l'urètre pendant la même séance. Je leur donne habituellement
de cinq à dix centimètres de longueur.

On peut les former dans des moules de papier. Mais je me
sers de préférence d'un tube de verre, dans l'intérieur duquel
peut se mouvoir à la manière d'un piston et presque à frotte-
ment un cylindre de même substance et un peu plus long, afin
que la partie excédante fasse manche. La longueur totale de
l'appareil est indéterminée; mais il est commode qu'elle soit telle

(1) On ne voudra sans doute pas confondre ce moyen avec les *bougies
dissolubles* de Hecker, composées de fils de laine ou de coton, recouverts
d'une couche plus ou moins épaisse de gomme arabique associée à divers
principes médicamenteux. (HECKER, *Traité des différentes espèces de
gonorrées*, traduit de l'allemand par A.-J.-L. Jourdan. Paris, 1842, pages
110 à 116.) Je crois néanmoins que dans certains suppositoires urétraux,
la gomme arabique pourrait être un bon excipient des principes médicamenteux. Les suppositoires seraient notamment moins fragiles et ne se
fondraient point par l'action seule d'une température un peu élevée.

(2) L'urétrite se propage ordinairement d'avant en arrière, c'est-à-dire,
du méat vers le col de la vessie. Si l'on presse successivement avec un ou
deux doigts sous différents points de l'urètre, à partir du col vésical, le
premier point douloureux — c'est ordinairement celui qui l'est le plus de
tout le canal — indique l'endroit où l'affection est déjà parvenue. C'est à
dater de cet endroit, et en tenant compte du temps qui s'est passé depuis
la dernière miction, qu'on doit comprimer ou mieux *pressurer* le canal
d'arrière en avant, pour apprécier la nature et la quantité de l'écoulement.

qu'on puisse fabriquer d'assez longues bougies. On n'a plus ensuite qu'à les réduire en les fractionnant à la longueur voulue (1).

Le tube, préalablement enduit à sa surface interne par un peu d'huile, est bouché d'un côté par un fragment du cylindre qui doit le parcourir. Puis, on le remplit à l'aide d'un petit entonnoir de la matière fondue du médicament qui ne tarde pas à se figer. C'est alors que le cylindre *pseudo-piston*, poussant immédiatement devant lui le fragment de verre ou bien introduit par l'autre bout, expulse lentement la matière de la cavité du tube.

Je fais ainsi les suppositoires urétraux de la même manière que les pharmaciens confectionnent quelquefois les suppositoires usités ou de l'anus.

Il ne reste plus qu'à couper les bougies, si elles sont trop longues, et à les placer soit dans l'eau, soit dans des enveloppes de papier de plomb.

Voici comme exemple deux formules de la matière de ces suppositoires :

1° Cire .... } de chaque deux parties.
Axonge.. }
Huile de cade, une partie.

Je dirai en passant que j'ai obtenu de bons résultats de l'huile de cade pure, ou atténuée par un mélange en injections dans l'urètre et en badigeon à la vulve et dans le vagin, etc. Mais les femmes, qui sont en général très-propres, ont de la répugnance pour ce médicament, qu'on peut alors remplacer par de la benzine.

2° Axonge . . . . . 30 grammes.
Azotate d'argent. 1 gramme.

---

(1) Il n'est pas besoin de dire que si on employait la gomme, le mode de fabrication et celui de conservation des bougies devraient être changés.

Faites un mélange parfait, et ajoutez : Cire, quantité *suffisante*, suivant la saison, la longueur qu'on croit devoir donner à la bougie, le temps pendant lequel on désire la faire séjourner dans l'urètre, etc. On peut augmenter ou diminuer, suivant les indications, la quantité d'azotate d'argent qui peut transmettre ainsi à mes suppositoires ses diverses propriétés.

On comprend que je ne puis avoir la pensée de donner toutes les formules ni tous les détails de confection d'un médicament, qui peut autant varier, suivant les indications, que la matière des injections liquides. J'emploie souvent le suif, — et particulièrement celui de mouton, — qui est un excellent dessiccatif, très-usité contre le rhume de cerveau, auquel on a quelquefois comparé la blennorragie.

J'introduis ces bougies après que le malade a uriné; si je n'en mets qu'une, ou mieux si je ne fais qu'une séance par jour, c'est le soir que je choisis, au moment du coucher. J'ai toujours pour but de faire garder le médicament le plus longtemps possible par le malade, qui le rend à la première miction.

Le manuel opératoire d'introduction est vraiment insignifiant par sa simplicité.

On amincit avec les doigts, sous l'action desquels il se ramollit, un bout du suppositoire. On enduit ce suppositoire d'une légère couche d'huile fine, et en cas d'indication, d'huile médicamenteuse, au moyen d'un pinceau délicat; puis on introduit dans le méat le médicament qu'on pousse assez rapidement dans l'urètre avant qu'il ne se fonde ou ne se brise.

Au besoin, on met tout de suite deux ou trois suppositoires l'un après l'autre, ou bien on pousse profondément celui qui est introduit, à l'aide d'une bougie à boule ou même d'une sonde ordinaire, en tenant compte, comme je l'ai indiqué précédemment, de la profondeur à laquelle est parvenue l'affection.

Mon électuaire et mes suppositoires m'ont fourni quelques

cures dans des cas difficiles. Mais je suis bien loin d'en faire des *panacées urélrales.*

S'agit-il, par exemple, de cautériser profondément l'urètre, surtout si le malade n'est pas méticuleux ? J'aime mieux me servir du porte-caustique de Lallemand que de mes suppositoires. Dans un cas, néanmoins, j'ai cautérisé la partie profonde de l'urètre au moyen d'un suppositoire, dont le bec, c'est-à-dire la partie introduite la première, d'une longueur de 2 centimètres, était plus mou que le reste, et contenait une proportion bien plus forte que de coutume d'azotate d'argent.

En cas de complication d'un rétrécissement qui commence, j'introduis souvent des bougies, soit simples, soit enduites d'huiles médicamenteuses. Le traitement est en général très-long; mais la double guérison du suintement urétral et de la stricture finit par arriver et se consolide. Les bougies, quoi qu'on en ait dit, sont, je crois, des fondants pour un rétrécissement qui commence ; mais elles doivent, je le répète, être introduites pendant assez longtemps.

Imp. BAILLY, DIVRY et Cᵉ, rue N.-D. des Champs, 49.